DES

INJECTIONS INTRA-VEINEUSES

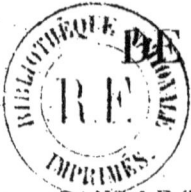

DE SÉRUM ARTIFICIEL

(SOLUTION SALINE SIMPLE)

DANS LE TRAITEMENT DE LA FIÈVRE TYPHOÏDE

PAR

Mathieu TRÉMOULET

DOCTEUR EN MÉDECINE

～～～～～

MONTPELLIER

TYPOGRAPHIE ET LITHOGRAPHIE CHARLES BOEHM

ÉDITEUR DU NOUVEAU MONTPELLIER MÉDICAL

10, RUE D'ALGER, 10

1897

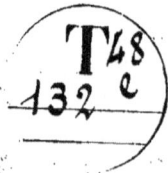

DES

INJECTIONS INTRA-VEINEUSES

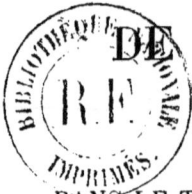

DE SÉRUM ARTIFICIEL

(SOLUTION SALINE SIMPLE)

DANS LE TRAITEMENT DE LA FIÈVRE TYPHOÏDE

PAR

Mathieu TRÉMOULET

DOCTEUR EN MÉDECINE

MONTPELLIER

TYPOGRAPHIE ET LITHOGRAPHIE CHARLES BOEHM

ÉDITEUR DU NOUVEAU MONTPELLIER MÉDICAL

10, RUE D'ALGER, 10

—

1897

A MON PÈRE ET A MA MÈRE

A MES SŒURS ET BEAUX-FRÈRES

Mathieu Trémoulet.

A MES AMIS

A MES NEVEUX ET A MES NIÈCES

Mathieu Trémoulet.

A MES MAITRES

A MON PRÉSIDENT DE THÈSE

Monsieur le Professeur CARRIEU

Mathieu Trémoulet.

DES

INJECTIONS INTRA-VEINEUSES

DE SÉRUM ARTIFICIEL

(SOLUTION SALINE SIMPLE)

DANS LE TRAITEMENT DE LA FIÈVRE TYPHOIDE

AVANT-PROPOS

Avant de terminer nos études, nous ne pouvons, sans un senti-
ment de tristesse, jeter un regard sur les dernières années, si
rapidement écoulées. Nous nous faisons, aujourd'hui, un devoir
de remercier tous nos Maîtres, qui, par leurs leçons, nous ont si
puissamment aidés à supporter cette vie si lourde de travail.

A M. le professeur Gilis, pour ses excellents conseils, nos
meilleurs sentiments de reconnaissance.

M. le professeur Ducamp a droit aussi à toute notre gratitude
pour les excellentes leçons, suivies pas à pas depuis le début de
nos études médicales.

Nous ne pouvons que remercier notre excellent maître, M. le
professeur Carrieu. A la fin de nos études, il a su, par ses leçons
au lit du malade, grouper dans notre esprit les quelques connais-
sances éparses qui, sans lui, auraient été perdues pour nous. Il
nous apprit l'art de connaître un malade et celui, plus difficile, de
formuler. A lui, pour tout cet enseignement, nos meilleurs senti-

ments de reconnaissance. De plus, il nous a puissamment aidés à terminer notre travail. Sans lui, cette tâche eût été trop lourde pour nos jeunes épaules.

Depuis longtemps, la question que nous traitons aujourd'hui a été l'objet de nombreux travaux.

Nous avons essayé de donner les résultats de l'injection intra-veineuse dans la fièvre typhoïde.

Après un rapide historique, nous avons résumé les faits expérimentaux chez l'animal sain et chez l'animal intoxiqué.

Puis, nous avons exposé les effets des injections dans la fièvre typhoïde; l'absence de réaction thermique et leur action sur la diurèse et l'état général.

Nous avons fait un autre chapitre pour le mode d'action des injections salines, nous avons exposé les diverses théories et dit celle que nous préférions.

Nous sommes passés ensuite aux indications et aux contre-indications. Les premières, nous les avons tirées de l'action de l'injection saline et de l'état du malade ; les secondes des complications de la dothiénentérie.

Nous avons terminé enfin par un manuel opératoire fort simple et sans danger ; puis, nous avons tiré de notre travail les conclusions qui en découlaient.

Nous avons joint les observations que nous avons pu recueillir. Qu'on nous pardonne d'avoir ajouté les observations d'injection hypodermique que M. Sahli, avec un empressement dont nous sommes profondément touché, a mises à notre disposition. Nous avons cru bon de les mettre ici, car c'était alors pour la première fois qu'on employait les solutions salines contre l'infection éberthienne.

CHAPITRE PREMIER

Historique.

———

Depuis de fort nombreuses années, depuis l'époque (1830) où Jœlinichen, de Moscou, fit, avec son collègue Hartmann, la première injection d'eau acidulée dans le choléra, cette méthode a suivi une marche progressivement croissante guidée par les idées et les théories nouvelles qui percent et s'agrandissent dans le domaine médical.

Elle est d'abord destinée à rendre au sang le sérum qu'il vient de perdre. Dans ce but, on l'emploie contre les hémorrhagies de la grossesse ou de la délivrance et contre ces maladies aiguës : dysenterie, choléra, qui, par une abondante élimination intestinale, par une diarrhée séreuse intense, privent le sang d'une partie de son sérum.

Surviennent alors les physiologistes, qui s'emparent de la question. MM. Richet et Montard-Martin, en 1881, Sanguirico, en 1887, qui employa, pour la première fois, le mot de lavage du sang. Mais nous ne pouvons mieux faire que de citer ici les quelques lignes de M. Lépine, dans la *Semaine médicale* :

« Je trouve cette expression de lavage du sang dans un mémoire du professeur Sanguirico, sur les lapins intoxiqués par différentes substances (strychnine, alcool, chloral, aconitine, paraldéhyde, uréthane, caféine, morphine, curarine, nitrobenzol, hypnone, nicotine). M. Sanguirico a fait de nombreuses infusions intraveineuses d'eau salée ; dans quelques cas, il semble avoir obtenu des résultats encourageants, mais, comme il ne dit pas quelle quantité de liquide il a employé, nous ne pouvons avoir la certitude qu'il ait réellement pratiqué le lavage de l'organisme, tel que nous ont appris à le faire MM. Dastre et Loye ».

En 1888 et 1889, MM. Dastre et Loye arrivent à faire passer, dans le torrent circulatoire, une quantité de sérum à 7.°/₀₀, égale aux 2/5 du poids de l'animal. Avec cette solution, la vitesse du liquide joue un si grand rôle, qu'il est plus juste de prendre, comme point de repère, la vitesse toxique que la toxicité même. Cette vitesse optima doit être de 5 centim. cubes par minute et par kilogramme chez le lapin. Il y a généralement parallélisme entre l'entrée du liquide et sa sortie par le rein, si celui-ci est sain.

Ces faits pouvaient servir de base scientifique aux essais de traitement par le lavage, des maladies dans lesquelles on soupçonne que des produits toxiques solubles s'accumulent dans les tissus.

Dastre et Loye font l'application de leur méthode à des chiens infectés. Leurs tentatives furent infructueuses. « Le lavage du sang a eu pour conséquence de hâter l'évolution des accidents et la terminaison mortelle. Dans tous les cas, les animaux inoculés ou intoxiqués ont péri plus rapidement que les témoins ». *Sem. méd.*, 1889.

Tels étaient les tristes résultats de ces expérimentateurs. Les cliniciens, sourds à cette voix, employèrent avec succès la méthode de Dastre et Loye, et nous la voyons, dès 1890, entre les mains de Sahli, de Berne, donner dans les auto-intoxications et la fièvre typhoïde, d'excellents résultats. Bientôt, de tous côtés, les faits s'accumulent. En chirurgie et en obstétrique, les succès de cette méthode vont s'agrandissant.

En 1891, Mayet, de Lyon, dans un excellent article, donne nettement les indications des injections intra-veineuses :

1° Pour remplir le système vasculaire ;

2° Pour éliminer les toxines ;

3° Pour introduire les médicaments.

De 1891 à notre époque, cette méthode employée par divers auteurs en Allemagne, en Angleterre et en France, ne semblait pas devoir prendre le grand essor que lui donna en 1896 le congrès de Nancy. C'est que les méthodes employées en clinique différaient essentiellement de celles de l'expérimentation.

En 1896, MM. Bosc et Vedel, reprenant à nouveau les expériences de Dastre et Loye, différencient nettement leur méthode de celle de leurs devanciers.

« Nous ne saurions trop insister, disent-ils, sur la confusion qui a été faite entre les lavages du sang et les injections intra-veineuses de solutions salines, telles qu'on les emploie en thérapeutique humaine.

Sous le nom d'injections intra-veineuses de solutions salines ou de sérum artificiel, on désigne l'introduction dans les veines, en un temps très court (15 à 20 minutes), d'une grande quantité de liquide, un ou deux litres en un coup. C'est l'opposé des conditions expérimentales réalisées par MM. Dastre et Loye. Il n'y a plus à tenir compte de ce mécanisme régulier qui, grâce à l'évacuation constante du trop-plein, permet l'introduction parallèle et pour ainsi dire indéfinie de la solution salée, il s'agit d'une véritable injection massive ».

Ils choisissent la solution salée simple à 7 °/°° qui possède le minimum d'effets nocifs et le maximum d'effets physiologiques.

Elle constitue la solution de choix pour les injections intra-veineuses.

Ainsi donc, ces auteurs ne tiennent plus compte de cette vitesse optima qui occupe tant de place dans les recherches de Dastre. Nous verrons pourtant que ce point ne doit pas être négligé. Et si les résultats obtenus par M. Bosc diffèrent en partie de ceux que nous avons observés en clinique, la cause en est peut-être au plus ou moins de vitesse de l'injection.

En même temps, de tous côtés, nous voyons l'heureuse application de cette méthode. Barré et Lejars dans les infections, Chauffard dans deux cas de tachycardie essentielle, Sapelier dans le typhus exanthématique, Richardson dans le choléra, Tuffier dans le tétanos, M. Carrieu dans la scarlatine et dans la fièvre typhoïde, M. Vedel enfin, dans deux cas de fièvre typhoïde arrivés à la dernière période d'une infection mortelle.

CHAPITRE II

Physiologie expérimentale.

Les recherches sur les injections intra-veineuses n'avaient donc pas donné de prime abord, en pathologie, de brillants résultats. MM. Dastre et Loye plaçaient, en effet, leurs animaux dans des conditions spéciales. Quand une quantité d'eau salée correspondant à peu près au volume du corps de l'animal est introduite dans les veines, l'élimination se fait régulièrement. L'animal se comporte alors comme un siphon, il sort de l'organisme autant de liquide qu'il en entre, et l'urine, qui d'abord possède les caractères de l'urine physiologique, les perd peu à peu pour sortir semblable à de l'eau salée, contenant une très minime quantité d'urée. Ce liquide, qui sort du rein, n'enlève pas d'éléments essentiels à la constitution de l'organisme. C'est le liquide même introduit qui s'est chargé seulement de produits solubles indifférents ou nuisibles à l'économie.

Aussi, y avait-il là véritable lavage du sang. Mais ce n'était pas ainsi que l'on agissait chez l'homme. On faisait des injections intra-veineuses massives. Il était donc utile de rechercher les effets de ces injections chez l'animal sain d'abord, pour se rendre compte des effets des diverses injections salines sur l'organisme, puis chez les animaux intoxiqués. C'est ce qu'ont fait, avons-nous dit, MM. Bosc et Vedel, et c'est sur leurs recherches que nous allons nous baser en grande partie.

A. Physiologie expérimentale chez l'animal sain.

Des expériences de Dastre et Loye, il résulte un fait qu'il est utile de recueillir, c'est la parfaite innocuité de l'injection salée à 7 °/₀₀. Expérimentant sur l'animal sain, MM. Bosc et Vedel sont arrivés au même résultat. L'injection massive de la solution simple à 5 et 7 °/₀₀ est dépourvue de toute toxicité immédiate ou éloignée, alors même qu'on fait plus que tripler la masse totale du sang, et que la vitesse est très considérable (86 à 261 centim. cubes par kilogr., 15 à 87 centim. cubes par minute). Malgré la quantité considérable de liquide ainsi introduite dans l'organisme, la pression sanguine ne varie pas. Elle reste à la fin de l'expérience ce qu'elle était au début. C'est ce que M. Delbet a fort bien démontré aussi dans une série d'expériences, dont on lit les résultats dans la *Presse médicale* : « Il est absolument impossible d'élever la pression normale ou artificiellement surélevée. Cela a une certaine importance, car elle autorise le lavage du sang dans les cas où la pression sanguine est très considérable, l'éclampsie par exemple.

Mais, en revanche, le lavage a une certaine action sur les globules rouges. Avant le lavage, les globules rouges étaient au nombre de 4,000,000 ; après le lavage on n'en trouve plus que 3,550,000. Cette différence dans la proportion des globules rouges paraît due à la simple dilution du sang plutôt qu'à la destruction des éléments figurés.

Le diamètre des globules rouges passe de 7μ,44 à 7μ,76.

Les globules blancs ne présentent pas de modification, dans leur forme, et les rapports numériques entre les différentes formes de leucocytes sont conservés.

L'addition d'autres sels ne permettrait-elle pas d'obtenir un liquide se rapprochant davantage du sérum sanguin et possédant ainsi moins d'action sur les globules ?

On sait que la première solution saline donnée par Hayem contenait du sulfate de soude. D'après les diverses expériences entreprises à ce sujet par Vedel et Bosc, cette addition est au moins absolument inutile ; les effets obtenus étant exactement les mêmes.

Quel est l'effet sur l'organisme en général de l'injection saline simple intra-veineuse ?« Elle augmente la fréquence et l'énergie du cœur sans modification de la pression sanguine, ralentit la respiration, élève la température rectale et périphérique de deux degrés environ (véritable accès de fièvre) produit, au bout d'une demi-heure à une heure, des mictions abondantes claires sans albumine ni sucre. Ces effets sont indépendants de la vitesse du liquide dans les limites indiquées plus haut».

B. Physiologie expérimentale chez l'animal intoxiqué.

Nous nous trouvons ici en présence de divers faits, les uns bien établis, les autres encore douteux. Suivant que l'on agit sur les animaux empoisonnés par les alcaloïdes (la strychnine par exemple) ou par une culture de coli-bacille.

MM. Delbet et Roger ont empoisonné leurs animaux par la strychnine, poison qu'on peut facilement déceler dans l'urine. Les expériences de M. Delbet rapportées dans la *Presse Médicale* et la thèse de M. Mourette ne sont pas concluantes. On n'a pu déceler, en effet, le poison dans l'urine, et, de plus, une grenouille intoxiquée par quelques gouttes d'urine n'a présenté aucun phénomène de tétanisme. Les accidents d'empoisonnement n'ont paru influencés qu'une fois sur 8.

M. Roger, poursuivant de son côté les expériences sur les chiens empoisonnés par le même alcaloïde, est arrivé aux conclusions suivantes : « Les injections intra-veineuses d'eau salée retardent et atténuent considérablement les effets des injections sous-cutanées de strychnine, mais c'est à la condition d'introduire des quantités considérables de liquide ; il faut tripler et même quadrupler la masse du sang ». Si l'on injecte le poison dans les veines, les résultats diffèrent essentiellement. Toujours les animaux qui ont reçu de l'eau sont morts avant les témoins. Mais si on fait pénétrer lentement le poison afin de le laisser diffuser dans l'organisme et si l'injection d'eau salée est faite avec une vitesse constante, on remarque immédiatement les bons effets de ce traitement. Les reins, vivement excités par la solution saline, éliminent le poison en même temps qu'il se diffuse dans l'organisme, et la survie s'observe.

Ainsi donc, si nous résumons ces expériences, nous dirons : Pour que l'injection produise une action favorable, il faut injecter immédiatement avant même la solution de l'alcaloïde que l'on doit mener fort lentement.

On voit donc les minces résultats obtenus sur l'empoisonnement par la strychnine.

MM. Bosc et Vedel, expérimentant sur des chiens infectés par le coli-bacille, sont arrivés à des conclusions plus favorables au point de vue de l'action de la solution saline. Nous regrettons de ne pouvoir transcrire tout au long ces belles expériences qui démontrent, d'une façon si nette et si précise, l'action de l'injection salée. Nous dirons seulement les conclusions qu'ils ont tirées de leur travail.

Les cultures de coli-bacille injectées dans les veines tuent dans une période de douze à quarante heures, qui varie avec la dose. C'est une affection hémorrhagipare avec de violents troubles intestinaux, un affaiblissement profond du cœur, un abaissement intense immédiat de la tension sanguine, la suppression de la diurèse, une élévation thermique suivie d'hypothermie, de l'affaissement, de la résolution.

Dans l'infection grave, l'injection intra-veineuse précoce retarde l'évolution de la maladie et atténue les troubles généraux.

Si l'infection n'est pas trop violente, la solution saline augmente la fréquence et l'énergie du cœur, relève et maintient la pression sanguine, produit une réaction thermique rapide, des mictions, de la soif.

Plusieurs injections peuvent amener la guérison.

Enfin, si l'infection est faible, l'injection précoce produit une action empêchante, elle prévient le développement de la maladie.

Mais encore faut-il que l'injection soit précoce. Si l'on retarde, en effet, après un relèvement passager, l'animal retombe, il baisse, baisse encore et meurt.

On voit par là combien, dans le Laboratoire, l'injection saline est relativement peu favorable. Comme on est loin d'obtenir les bons résultats que l'on observe en clinique.

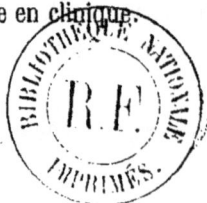

CHAPITRE III

Action des injections intra-veineuses dans la dothié-nentérie.

——————

Les observations de fièvre typhoïde, traitée par les injections intra-veineuses, sont fort rares. Dans les quelques observations que nous avons pu parcourir, on avait fait des injections hypodermiques, soit à cause des hémorrhagies intestinales qu'il fallait combattre, soit parce que les malades ne pouvaient supporter les bains froids ou par crainte de perforation intestinale.

Mais, s'il est vrai que les effets des injections intra-veineuses et hypodermiques sont à peu près identiques, « qu'elles agissent de la même façon », on peut conclure de l'une à l'autre, sans grand danger pour la vérité.

Quelle est l'action de l'injection ? Les phénomènes généraux sont amendés. La langue se dépouille, le délire disparaît, le pouls devient meilleur, le rein élimine davantage, la température baisse et revient à la normale.

Mais cette action bienfaisante est-elle précédée de la réaction critique que l'on remarque dans le choléra, la pneumonie, la septicémie, si bien décrite par M. Bosc dans ses dernières publications ?

Voici ce que répond ce dernier auteur : « J'ai cependant colligé les observations de fièvre typhoïde, et, par leur comparaison, j'ai pu me rendre compte que les effets des injections intra-veineuses de sérum artificiel sont de même ordre que ceux que je viens d'étudier pour le choléra.

La réaction critique se fait avec la même énergie, mais, au lieu
de partir de 34° par exemple, elle part de 59°, 39°,5, températu-
ture créée par la maladie fébrile pour s'élever rapidement à 40
et 41°. Ce summum obtenu, elle descend progressivement, mais
rapidement à la normale, 37° dans l'aisselle pour s'y maintenir
définitivement dans les cas heureux.»

Nous avons en ce moment sous nos yeux plusieurs cas de fièvre
typhoïde traités par l'injection saline et nous ne pouvons nous
ranger à l'opinion si nettement formulée par M. Bosc.

Et d'abord dans les cas de M. Sahli où, sans doute, les injections ont été faites sous la peau de l'abdomen (mais les injections
hypodermiques et intra-veineuses n'ont-elles pas la même action?),
il n'y a pas de réaction thermique.

Dans le premier cas, il s'agit d'une fièvre typhoïde fort grave
arrivée à la quatrième semaine. Au moment de l'injection, la
température a baissé de quelques dixièmes de degré, mais ne
s'est pas relevée ensuite de 1 et 2° ainsi qu'il serait indiqué si la
réaction se faisait.

M. Sahli ne fait mention nulle part que le malade ait ressenti
cet accès fébrile dont parle M. Bosc, rien de pareil, mais bien un
abaissement de la température, une action antipyrétique directe,
ainsi qu'il le dit lui-même.

Dans le second cas, le même fait s'observe aussi.

M. Kirstein rappelle l'observation d'un homme entré à l'hôpital
de Cologne, dans le service de M. le professeur Leichtenstern, où
l'injection intra-veineuse agit de même comme antipyrétique direc
et énergique.

M. Carrieu, dans l'observation qu'il nous a cédée, note aussi
cette action directe et immédiate sur la température.

A cela qu'y a-t-il d'étonnant? alors que l'organisme est déjà
affaibli par une longue lutte de trois à quatre semaines, peut-il
répondre d'une façon aussi nette, aussi violente qu'il le fait dans
les maladies rapides, le choléra, la pneumonie, les septicémies?

L'injection conserve toujours son action favorable sur la défense des cellules ; les organes hématopoiétiques sont heureusement influencés par le Na Cl, puisque, ainsi le veut Winter, « les chlorures réflètent à tout instant dans un liquide physiologique, la réserve d'énergie potentielle de la fonction » ; mais tout en étant réelle, la réaction se fait en sourdine, et la température, suivant la marche progressivement décroissante de l'infection, descend progressivement, elle aussi, à la normale. Nous voyons alors survenir les heureux effets de l'injection. Le malade se sent mieux, le regard est plus vif, intelligent, le pouls, d'abord filiforme, incomptable et parfois intermittent, se régularise, devient perceptible sous le doigt, diminue de fréquence, devient ample et énergique.

La respiration diminue aussi de fréquence, devient ample, régulière et relativement facile. La température oscille aux environs de la normale. Les urines, qui avant l'injection atteignaient à peine un litre, augmentent à cette heure, et le malade élimine un litre et demi, deux et même trois litres. Mais nous n'avons jamais observé les graves phénomènes critiques, tels que les grandes débacles intestinales, les vomissements. Au bout de quelques heures, quelquefois même le lendemain, il se produit des sueurs abondantes; une diarrhée et la crise urinaire qui chassent au dehors les toxines sécrétées par l'infection.

A quoi tiendraient donc les phénomènes si graves notés par M. Bosc et tant d'autres ? A la réaction plus vive de l'organisme non encore épuisé, simplement ralenti dans sa vie par l'action des toxines, mais aussi à la rapidité plus grande avec laquelle est sans doute faite l'injection. Et ici, nous devons revenir un peu évidemment à la conclusion du travail de M. Dastre, alors qu'il fixait une vitesse optima pour ses injections. Une injection lente agit moins sur les changements moléculaires qui se produisent dans le sang, ébranle moins l'organisme, le fait réagir avec moins d'intensité.

C'est ce que l'on voit fort bien dans l'observation de M. Carrieu.

Ici, par suite des effets possibles de l'injection sur le malade, effets qui se traduisent par de la pâleur, de l'agitation, de la dyspnée, des bourdonnements d'oreille, on mena l'injection fort lentement. Le malade, ainsi qu'on peut le constater dans l'observation elle-même, bénéficia de l'injection. La température tomba, après quelques oscillations, sans offrir cette ascension brusque que nous trouvons dans les observations de choléra, de pneumonie et d'infection, de MM. Bosc, Lejars ; l'état général s'améliora, la langue devint humide ; le malade présenta de la diarrhée, de la polyurie, élimina, en un mot, ses toxines, mais sans ces grands phénomènes critiques effrayants à voir pour tout œil non prévenu.

CHAPITRE IV.

Mode d'action des Injections intra-veineuses dans les Infections.

———

Nous abordons une question encore fort discutée. Nous ne pouvons à cette heure qu'exposer les théories émises par les divers auteurs, les expériences de M. Roger. Nous dirons alors à quelle opinion nous nous rangeons.

Dans une discussion à la Société de Biologie, M. Dastre soutenait que le lavage du sang, augmentant la pression sanguine dans le système vasculaire, produisait ainsi une plus grande élimination par le rein qui entraînait les toxines de l'économie. M. le professeur Bouchard avait signalé, lui aussi, des décharges microbiennes et de larges évacuations de toxines par le rein. Le système circulatoire n'est-il pas la meilleure voie pour pénétrer dans l'intimité des tissus ? Cette théorie, merveilleuse de simplicité, n'est cependant pas entièrement exacte. M. Charrin la combattait du reste : « Il ne croit pas que le processus de perméabilité rénale soit aussi simple qu'on l'admet généralement. Au contraire, le mécanisme devient fort complexe si l'on songe aux principes bactéricides, aux éléments antitoxiques, au rôle des humeurs moins favorables aux cultures des bactéries, à l'exaltation de la phagocytose et à toutes les autres données nouvellement admises dans la science. »

Cette action de l'eau salée sur la phagocytose avait été admise par Claisse lorsqu'il disait, dans la *Revue de Chirurgie* : « La Phagocytose a certainement un rôle énorme dans la défense des tissus. L'apport des globules blancs, leur prolifération au niveau des foyers d'infec-

tion est intense, en même temps qu'ils augmentent dans la masse
sanguine elle-même. Il est possible que la gravité des accidents
infectieux tienne en partie à une insuffisance dans leur action.
Cette insuffisance serait-elle due à l'hypertoxicité du sang? L'eau
salée agit peut-être en diminuant cette toxicité par simple dilution,
en apportant surtout des éléments qui relèvent de la vie cellulaire :
celle-ci se réveille, la lutte reprend : les leucocytes, dont le nombre
diminue rapidement dans le sang, vont agir au foyer de l'infection et, en ce point, détruire à la fois microbes et toxines qui en
dérivent. D'ailleurs, ce que nous venons de dire pour les leucocytes,
devrait s'appliquer probablement d'une façon générale à l'organisme tout entier, chaque cellule entrant en jeu. »

M. Hayem incline lui aussi vers cette opinion, lorsqu'il dit :
« En allongeant le sang avec de l'eau salée, on change brusque-
ment sa constitution chimique, et immédiatement on fait entrer
l'organisme en travail pour rétablir l'équilibre rompu. Les émonc-
toires doivent contribuer pour une large part à cette réaction;
mais avant qu'ils aient accompli leur œuvre, tous les éléments
anatomiques tendent à y participer; d'abord les éléments du
sang, puis très certainement aussi tous ceux de l'organisme
auxquels le sang modifié est apporté immédiatement par les
vaisseaux. »

A ces diverses théories, lavage du sang et des tissus, exaltation
de la phagocytose par diminution ou suppression de la toxicité du
sang, réaction de l'organisme par suite de la perte d'équilibre des
éléments sanguins, nous devons en ajouter une quatrième. C'est
l'action de l'eau salée sur les organes hématopoiétiques, où elle
mettrait en liberté et entraînerait dans la circulation les globules
en réserve (Carion, Hallion).

De ces diverses théories, chacune contient une partie de la
vérité.

D'après les dernières expériences de Roger sur le ferrocyanure
de K et l'indigotate de soude, l'eau salée produit un véritable

lavage du sang et des tissus. Mais à cela il faut joindre aussi les diverses actions sur la phagocytose et les organes hématopoiétiques. L'éclectisme doit être, croyons-nous, de mise ici, et c'est à l'ensemble de ces théories, résumées par Charrin, que nous nous rangeons.

———

CHAPITRE V

Indications et contre-indications des injections salines intra-veineuses, en particulier dans la dothiénentérie.

Les indications se tirent de l'action même des injections intraveineuses.

Nous avons dit qu'elles agissaient en relevant la pression sanguine et en combattant l'infection. Or, la fièvre typhoïde possède, au premier chef, la propriété d'abaisser la tension intra-vasculaire et d'infecter l'organisme.

Ne voit-on pas, dans la dothiénentérie, cette complication, tour à tour considérée comme bénigne ou terrible : l'hémorrhagie intestinale ? Ces hémorrhagies, que l'on doit tant redouter, car elles ne sont souvent que le prélude d'une perforation intestinale, diminuent fortement la tension sanguine et forcent ainsi le médecin à faire une injection saline. Et l'injection est d'autant plus précieuse, qu'il faut alors interrompre les bains. Certes, si l'on en croyait M. le professeur Dieulafoy, les cas seraient bien restreints où l'on injecterait la solution saline.

Il dit, en effet, « n'avoir encore perdu un seul malade atteint de fièvre typhoïde, avec hémorrhagies intestinales et traité par les bains froids, les hémorrhagies intestinales n'ont été ni rappelées, ni aggravées par les bains froids ». Et, plus bas : «Les dothiénentériques de mon service, baignés malgré les hémorrhagies intestinales, ont guéri ; par conséquent, à moins que les hémorrhagies, par leur extrême abondance, menacent d'enlever le malade par syncope, je suis d'avis que l'hémorrhagie intestinale n'est pas une contre-indication du bain froid».

Les cliniciens ne partagent pas entièrement cet avis. Nous voyons précisément que, dans les cas d'hémorrhagies intestinales, avec ou sans perforation, on a d'ordinaire interrompu les bains froids.

Pour combattre les effets de ces hémorrhagies, on a, pour la première fois, employé les solutions salines. C'est en pareil cas que la solution fait merveille. Nous ne voulons pas parler seulement de ces hémorrhagies extrêmement abondantes, qui laissent l'organisme presque exsangue, où le cœur se contracte à vide, est complètement affolé, mais bien aussi des petites hémorrhagies qui, répétées, affaiblissent le corps et laissent la porte plus grande ouverte à l'infection.

- Dans l'un et l'autre cas, le Na Cl est excellent. Il répond, en effet, aux deux indications qui créent ces divers états. Dans le premier cas, le cœur devient plus calme, par suite de la réplétion de ses cavités ; dans les deux cas, il agit comme un hémostatique puissant. Le Na Cl agit, en effet, sur les terminaisons des vasoconstricteurs, les excite et fait diminuer le calibre des capillaires, augmente la coagulabilité du sang, arrête ainsi l'hémorrhagie. Au reste, ce ne sont pas là les seuls agents de la dépression sanguine.

L'infection elle-même porte son action sur le système vasculaire. Nous connaissons maintenant les effets des toxines microbiennes. Elles paralysent les vaso-constricteurs, dilatent ainsi tout le système capillaire et diminuent la pression centrale par afflux du sang à la périphérie.

Il est une autre indication, de beaucoup la plus importante. C'est la rétention des toxines dans l'économie. Le microbe d'Eberth, pullulant dans l'intestin, sécrète des produits solubles qui pénètrent dans le système vasculaire, grâce aux capillaires sanguins et aux lymphatiques. Entraînées dans le torrent circulatoire, ces toxines abordent tous les territoires organiques, modifient ou paralysent les sécrétions cellulaires, arrêtent les fonctions trophiques nerveuses, tuent, en un mot, si l'on ne vient au secours de l'organisme par une médication active.

Mais, si l'on injecte dans une veine une solution saline, grâce à l'action dont nous avons parlé les cellules reprennent vie, et l'organisme renaît entièrement si l'infection n'est pas trop profonde.

Dans cette lutte contre l'infection éberthienne, l'injection massive intra-veineuse doit prendre rang à côté de la balnéothérapie. Son action est plus rapide et ses effets identiques.

Malheureusement, on ne peut l'employer dans tous les cas. Il existe, en effet, des contre-indications trop fréquentes.

a) Les lésions rénales.

b) Les lésions pulmonaires.

c) Les lésions cardiaques.

A. Lésions rénales.

Nous savons bien que l'on a partout répété que l'albuminurie n'est pas une contre-indication de l'injection intra-veineuse. Il est même des cas (l'éclampsie, l'urémie) où elle a produit d'excellents effets. Mais, supposons un rein scléreux, imperméable, à quoi servira donc d'injecter de l'eau ? Le rein fonctionnera-t-il mieux pour cela ? Loin de là, le système circulatoire sera plus rempli, la pression augmentée, et nous aurons alors de l'exsudation dans la plèvre et le péritoine.

B. Lésions pulmonaires.

N'est-il pas étrange de parler ici de lésions pulmonaires, alors qu'on a employé avec tant de succès l'injection saline contre la pneumonie ? Mais ne sait-on pas que c'est une infection générale à lésions pulmonaires localisées. Il y a loin de là à cet état œdémateux général produit par le défaut de circulation sanguine et la réplétion du système pulmonaire. Le sang stagne dans les vaisseaux dilatés, et, pour peu que l'on augmente la pression artérielle dans le système général, la répercussion se fera sentir vivement dans la petite circulation et l'on aura la rupture des capillaires et la pénétration du sang dans les bronches. On peut, il est vrai, remédier en partie à ces inconvénients, en faisant des injections courtes et répétées. L'eau salée agira pour lors non par réplétion vasculaire, mais comme agent hématopoiétique des organes et secrétant du rein.

C. — LÉSIONS CARDIAQUES.

Ce sont là quelques contre-indications à l'injection intra-veineuse, mais la plus fréquente est sans nul doute la myocardite. Combien sont fréquentes les lésions du myocarde dans la dothiénentérie, parcourez les salles de l'hôpital, et vous pourrez vous en convaincre. Doit-on, par l'injection, surmener un cœur déjà fortement affaibli ? Evidemment il faut s'abstenir. C'est la pierre de touche de l'injection massive intra-veineuse (on pourrait, il est vrai, employer la voie hypodermique). C'est là ce qui rend cette méthode inférieure à la balnéothérapie, en particulier aux bains tièdes régulièrement refroidis.

CHAPITRE VI

Manuel opératoire.

———

Les méthodes d'injection intra-veineuse sont si nombreuses, qu'il nous semble préférable de décrire le manuel opératoire qu'emploie de préférence notre maître M. le professeur Carrieu.

Un appareil de Potain, avec son aiguille n° 2, est disposé pour refouler le liquide et non pour l'aspirer. Cet appareil est facile à stériliser d'une façon complète soit par l'ébullition, soit à l'auto-clave. On stérilise un bistouri, des fils de suture (soie ou catgut), une paire de ciseaux, une sonde cannelée. On choisit le pli du coude, on le brosse, on le lave au savon noir, on fait évaporer de l'éther sur le champ opératoire. On découvre la veine basilique par une incision de quelques centimètres, on la dénude avec la sonde cannelée, on le charge et on passe un fil à ligature.

On prend l'appareil de Potain rempli de solution de sérum à 7 °/oo stérilisée par une ébullition de demi-heure ; on chasse l'air, on plonge l'aiguille dans la veine, et on pousse lentement l'injection en réglant la marche du piston, de façon à introduire 1,000 centim. cubes en 15 ou 20 minutes. On surveille cependant le malade, on remarque les effets de l'injection et l'on retarde s'il est nécessaire l'écoulement. Cette méthode donne plus de sécurité; le réglage de l'opération est plus précis qu'avec le réservoir.

Ce dernier mode opératoire, M. Carrieu l'a employé avec succès. On prend les mêmes instruments, l'appareil seul de Potain est remplacé par un réservoir en verre et un tube en caoutchouc de

2 mèt. environ de longueur. On règle la vitesse du liquide en abaissant ou en élevant le réservoir, mais cette méthode est moins précise que la première, il est plus difficile d'apprécier de combien il faut abaisser ou élever le réservoir, on est ainsi moins maître de l'injection.

Sitôt que l'opération tire à sa fin, on arrête l'écoulement du liquide pour éviter la pénétration d'air dans les veines.

Cet accident, tant redouté des auteurs anciens, ne doit pas être trop méprisé. Certes la pénétration serait toujours si minime que le malade n'en ressentirait aucun dommage. Mais il serait fort désagréable que cela survint au début de l'opération. On serait obligé de l'interrompre pour procéder ensuite sur une autre région.

Un second danger qu'il est aujourd'hui facile de parer, c'est la formation de thromboses. Mais, grâce aux méthodes aseptiques et antiseptiques, si profondément gravées dans nos esprits, il n'est aucun praticien de ce jour qui ne l'évite.

OBSERVATIONS

Première Observation.

(Due à l'obligeance de M. le professeur Sahli).

B... Frédéric, 36 ans, 4ᵉ semaine de la fièvre typhoïde. Cas sévère. Eschare décubitale sur l'épiglotte et au sacrum. Pneumonie hypostatique double. Soubresauts des tendons, réflexe patellaire exagéré et trépidation épileptoïde. Furoncles sur le dos. Collapsus et état hébété. Fièvre élevée.

Comme le patient ne se trouve pas bien de la balnéothérapie, car, après le bain, il présentait pendant longtemps un état cyanique prononcé, nous délaissâmes les bains, et pendant cinq jours, sans autre traitement, nous fîmes une injection de la solution saline physiologique sous la peau de l'abdomen. L'infusion était rapidement faite, 8 à 10 minutes. Le patient ne souffrait presque pas. La résorption se faisait rapidement.

8 décembre 1889. Temp. matin 38°, soir 39°,2. Langue rouge et rôtie. Etat hébété. Epiglotte œdimatiée. Pouls mauvais 124. Urines 1800, 1013 au densimètre.

9. Température 7 heures du matin..... 38°,6

—	9	—	39°,2
—	11	—	39°,4
—	1 heure du soir.......		39°,5
—	3	—	39°,3
—	5	—	40°,7
—	8	—	40°
—	9	—	40°,5

A 6 heures du soir, pouls 156 petit et mauvais. Infusion d'un litre. Urines 2000. 1014 au densimètre.

10. L'eau infusée est absorbée. Pouls essentiellement meilleur. Pourtant langue rouge.

Température 7 heures du matin.....			37°
—	9	—	37°,6
—	11	—	38°
—	1 heure du soir.......		39°
—	3	—	39°,8
—	5	—	40°,5
—	7	—	40°,8
—	7 h. 1/2 du soir......		40°,5
—	8 h. 1/2	—	40°,3

7 heures. Infusion d'un litre. A 10 heures du soir, résorbtion complète. Urines 2000. 1012 au densimètre.

11. Le malade se sent mieux. A soif. Langue moins rouge. Voix encore rauque. Bruit de crécelle disparaît.

Température 7 heures du matin.....			37°,6
—	9	—	36°,9
—	11	—	37°,4
—	1 heure du soir.......		37°,2
—	3	—	37°,2
—	5	—	37°,5
—	7	—	37°,9

3 h. 1/2. Infusion d'un litre. Le malade se sent ensuite bien mieux. A 7 heures, elle est résorbée. Urines 2800. 1018 au densimètre.

12. Langue humide. Etat meilleur. Voix sonore. Tout aspect extérieur visiblement meilleur.

Température 7 heures du matin.....			36°
—	9	—	36°,3
—	11	—	37°,2
—	1 heure du soir.......		37°,5
—	3	—	37°,8
—	5	—	37°,9

4 heures. Infusion d'un litre. 6 heures, tout est résorbé.

13. Urines 2200. 1010 au densimètre. Température, matin 36°, soir 38°,4. Pouls, matin 102, soir 120.

14. Unités 2100. 1009 au densimètre. Température, matin 35°,8, soir 37°. Pouls, matin, 48, soir 84.

15. Urines 1600. 1010 au densimètre. Température, matin 36°, soir 59°. Pouls, matin 96, soir 102.

Depuis le 13, aucune infusion n'a été faite.

16. A partir de ce jour, température normale. L'état pulmonaire revient à la normale. Eschare va mieux.

28-31. Quelques accès fébriles qui tournent court. La convalescence s'établit.

D'après l'influence bienfaisante sur l'état général, sur la rougeur de la langue, le système nerveux et le pouls, on peut juger de l'action des infusions comme antipyrétique direct.

Dans les autres cas, nous ne pouvons remarquer une pareille action antipyrétique. La diurèse fut peu abondante.

Observation II.

(Due à l'obligeance de M. le professeur Sahli).

H... Bénédict, 55 ans. Fièvre typhoïde depuis le commencement du mois. Epidémie de maison. Un enfant du malade est en même temps à l'hôpital, atteint de fièvre typhoïde. Entrée le 27 janvier 1890. Très grave état typhique avec violent délire ; pouls très mauvais, langue rouge ; «euphorie». Malgré cela, basse température n'atteignant pas 38°,3. Encore taches rosées, grosse rate, selles typhiques. Le malade va sous lui. Il prend 2 litres de boisson par jour.

28 janvier. Etat général très grave comme nous l'avons dit plus haut.

Urine et selles dans le lit.

Température 7 heures du matin..... 37°,8

— 9 — 37°,4

— 11 — 37°,7

Température 1 heure du soir....... 37°,5

— 5 — 37°,2

— 7 — 38°,0

12 heures. Infusion d'un litre. — Douleur.

7 h. 1/4. Deuxième infusion d'un litre.

29. Nuit très agitée. Le malade est hébété tout le jour et délire. Les infusions d'hier ne sont pas encore complètement résorbées. Langue rouge. Urine en partie dans le lit.

Urines 500 + x 1026 au densimètre.

Temp., matin 37°,6 ; soir 38°,3.

30. Premières infusions résorbées. Etat général n'est pas visiblement amélioré.

Urine en partie dans son lit. Urines 400 + x. 1017 au densimètre.

Température 7 heures du matin..... 37°,6

— 1 heure du soir....... 38°,0

— 3 — 38°,5

— 5 — 38°,7

— 7 — 38°,3

12 heures. Infusion d'un litre. Le malade est ensuite plus calme. Il ne délire plus. Langue encore rouge. Soir, infusion résorbée.

31. Le malade dort bien, ne délire plus.

Urine toujours en partie dans le lit. Urines 700 + x 1010 au densimètre.

Temp., matin 37°,7 ; soir 38°,2.

1er février. Le malade dort bien, ne délire plus. Langue encore rouge. Le soir, quatrième infusion d'un litre.

Le malade pour la première fois n'urine plus sous lui. Urines 1500 1010 au densimètre.

Température 7 heures du matin..... 37°,4

— 9 — 37°,2

— 11 — 37°,4

— 1 heure du soir .... 37°,5

— 3 — 38°,2

— 5 — 38°,1

2. Infusion résorbée. Le malade reste lucide, ne fait plus sous lui, a très soif. Langue un peu rouge.

Urines 2300; 1007 au densimètre.

Temp., matin 37°,2 ; soir 37°,9.

Tout danger menaçant était écarté, pourtant il est étonnant que la langue soit restée rouge encore. On peut la considérer comme humide à partir du 5 février. Il entre alors en convalescence. Les selles ressemblent à de la bouillie, le 3, et ensuite sont normales.

Observation III.

(Publiée par le *Leitsch f. Klin. med.* XVIII 3 et 4. — Rapportée dans la *Semaine médicale*, 1891, pag. 68).

Fièvre typhoïde. Injection de 1,500 gram. de sérum en deux fois. Guérison.

M. A. Kirstein rapporte l'observation d'une malade entrée à l'hôpital de Cologne, dans le service de M. le professeur Leichtenstern, au vingt et unième jour de la fièvre typhoïde. Après deux hémorrhagies intestinales abondantes, survenues coup sur coup, le malade présentait une température de plus de 40° et des signes d'un collapsus cardiaque, faisant craindre l'imminence de la mort. Pour satisfaire à l'indication vitale, M. Kirstein procéda à l'injection, dans la veine médiane céphalique, de 600 gram. d'une solution de Na Cl chauffée à la température du sang.

Cette intervention eut le résultat d'écarter non seulement le collapsus, mais elle produisit encore une action antipyrétique considérable. En effet, l'auteur fut surpris de trouver chez la malade, le lendemain matin, une température de 37°,5.

Deux jours après, la fièvre ayant de nouveau atteint 41°, l'auteur procéda à une nouvelle injection intra-veineuse de 750 gram. d'eau salée, à la suite de laquelle la température descendit à 38°. Le malade guérit. L'auteur pense que, sans les injections d'eau salée, elle aurait succombé.

Observation IV.

Fièvre typhoïde.

(Observation due à l'obligeance de M. le professeur Carrieu).

M... Cyprien, 21 ans, soldat au 122ᵉ de ligne. Le 16 décembre 1896, le malade ressent des frissons, mal de gorge, brisure générale. Le lendemain, épistaxis, anorexie, vomissements alimentaires ; diarrhée.

Entre le 19. Figure vultueuse, langue saburrale, gorge rouge, amygdales gonflées, ventre un peu ballonné ; raie méningitique ; rien d'anormal au cœur et aux poumons, bien que la malade tousse un peu ; pouls dicrote.

20 décembre. Le malade a beaucoup dormi, mais a beaucoup rêvé. Il est abattu. Langue sèche et rôtie ; fuliginosités sur les dents et les lèvres ; tâches rosées douteuses ; pouls fréquent, dicrote, ondulant.

Poumons. Piaulements en arrière et à la base.

Temp. 39°,8 le matin.

22. Temp. mat., 40°,3 ; soir, 40° ; pouls, 120, mou ; cœur à bruits mous ; albumine dans les urines.

23. Temp. mat., 40°,1 ; soir, 40°,3. Pouls, 112, dicrote. Pas de délire ; langue rôtie tremblante. Le malade n'a pas uriné depuis deux jours. Va sous lui.

Taches rosées, pétéchiales, on a fait au malade deux injections sous-cutanées de 250 gram. de sérum.

24. Temp. mat. 39°,8 ; soir, 40°,1 ; pouls, 110. Le malade a dormi. Langue moins rôtie ; diarrhée. Le malade va sous lui.

Taches rosées avec ecchymoses.

25. Temp. mat., 40°,7 ; soir, 39°,8 ; pouls, 112. A 4 heures du matin ; le malade a tremblé, remué, crié ; faciès sardonique ; soubresauts des tendons.

A 2 heures de l'après dîner, le malade est dans le coma. Carphologie ; état général très mauvais. A 2 h. 1/2, injection intra-veineuse de sérum ; 1 litre en 25 minutes ; pouls, 116 ; amélioration légère après 500 centim. cubes.

26. Temp. mat. 39°,5 ; pouls, 120 ; soir, 40°,1. Etat général meilleur ; pas de soubresauts de tendons.

27. Temp. mat. 40°,5 ; soir, 40°,1 ; pouls, 120 ; moiteur et frissons violents.

28. Temp, mat., 40°,2 ; soir, 40° ; pouls, 104. Sueur abondante avec forte diarrhée.

A partir de ce jour, malgré la formation d'une eschare au sacrum, la température tend à diminuer. Le malade délire un peu. Le premier bruit du cœur est soufflé. Mais l'état général s'améliore ; le malade entre le 10 janvier en convalescence, puis guérit.

Observation IV.

(Service de M. le Professeur CARRIEU)

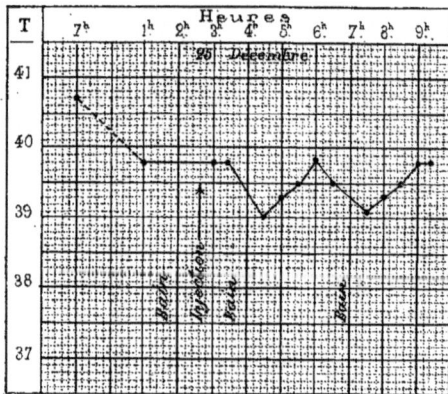

Injection intra-veineuse
de 1 litre do sérum

CONCLUSIONS

L'injection intra-veineuse est sans danger malgré les craintes des premiers cliniciens sur la pénétration d'air et la formation de thromboses.

Elle relève la tension sanguine au cas où elle est abaissée, n'a aucune action sur elle si elle est normale ou surélevée.

C'est un moyen hémostatique puissant et sûr, grâce à son action sur les vaso-constricteurs et la coagulabilité du sang.

Dans la fièvre typhoïde, elle ne produit pas, d'après nos observations, la réaction thermique si caractéristique dans les autres infections.

Excepté quelques contre-indications rénales, cardiaques et pulmonaires bien nettes, on doit l'employer avec avantages dans la dothiénentérie où l'on trouve le coma, la tendance au collapsus, la rétention des toxines.

Elle agit en excitant l'élimination et la sécrétion du rein, en régénérant la fonction hématopoiétique des organes et l'action phagocytaire des leucocytes.

INDEX BIBLIOGRAPHIQUE

1870. Ladevi-Roche.— Histoire des injections intra-veineuses depuis leur découverte (Thèse de Paris, 1870).

1874. Recherches expérimentales sur l'action de l'eau injectée dans les veines.

— Picot. — Compte-rendu Académie des Sciences, 6 juillet.

— Hilton Fagge. — Guij's Hospital Report.

1875. Viault. — Etude physiologique et pathologique des injections intra-veineuses. (Bulletin médical du Nord, Lille).

1878. Injection intra-veineuse de lait, remplaçant la transfusion du sang (New-York, Medical Journal).

1879. Richet et Moutard-Martin. — (Compt. rendu, Acad. des Sciences, 28 juillet).

1884. Hayem. — Communication à l'Académie de Médecine.

— — Traitement du choléra, in-12. Diamant, Paris.

— Bouveret. — Lyon médical, 9 novembre.

— M. Van der Heyden. — Wiener medizinische Wochenschrift.

— C. Roux. — Revue médicale de la Suisse romande, IV, 222, 241 et 145. Avril, mai, mars.

1885. Rouvier. — Bulletin de thérapeutique (novembre).

— Ricardo Perez Valdes. — Bulletin de Médecine et Chirurgie, n° 35.

1887. Maydl. — Viener medicinische Jahrb. 185.

— Sanguirico. — Archives italiennes de Physiologie. 53.

1885. Hesse. — Berlin. Klinische-Woch, n° 19.

1888-1889. Dastre et Loye.— Archives de Physiologie, pag.83 et 253.

1889. Bouchard. — 1° Thérapeutique des maladies infectieuses ;

2° Auto-intoxications ;

3° Archives de Physiologie.

1890. Sahli, de Berne. — Injection de sérum dans les intoxications et la fièvre typhoïde (Correspondanz Blatt (Suisse) 1ᵉʳ septembre).

1891. Mayet, de Lyon. — Injections intra-veineuses (Lyon médical).

— Kirstein. — Action antipyrétique des injections d'eau salée. Zeitsch. f. Klin. med., tom. XVIII., pp. 3 et 4 (rapportée par la S. M., 1891, pag. 68).

— Richardson et Hysler. — The Lancet.

1892. Spencer. — The Lancet.

1893. Benham. — Traitement de certains cas de Shok, par l'Inj. salée. Lancet, pag. 887.

1894. Tolliaferro. — Transfusion of Blood and infusion of saline solution. Indication, methods and results (South med. Record allauta, tom. XXIV, pag. 589-597).

1895. Delbet. — Nouveau procédé d'hématothérapie (Acad. méd., 2 juillet).

1896. Bosc. — Grandes injections salées (Presse méd., 16 mai).

— Bosc et Vedel. — Effets des injections salées (Congrès de Nancy, août).

— Barré. — Effets des injections salées dans les infections (Revue de Thérapeutique, 1er juin).

— Charrin: — Rapport à la Société de Biologie.

— Chaufard. — Injections intra-veineuses dans deux cas de Tachycardie essentielle paroxystique (Bulletin médical).

— Delbet. — Lavage du sang dans les infections (Presse méd.).

— Duret. — Effets des grandes injections salines (Semaine Gynécol. 3 mai).

— Jayle. — Injection de sérum artificiel (Presse méd., 4 janvier).

— Lejars. — Injections massives de solutions salines (Presse méd., 13-23).
Lavage du sang dans les infections (Sem. méd., 195).

— Pecker. — Observations du lavage du sang (Presse méd., 29 août).

— Richardson. — Injections salées dans le choléra (Lancet.)

— Sapelier. — Injections de sérum artificiel dans le typhus (Revue internationale de médecine et de chirurgie, 10 août).

— Simon. — Thèse de Paris.

— Tuffier. — Injection saline dans le tétanos (Gazette médicale, 2 décembre).

— Hayem, — Effets des injections salines (Presse médicale, 2 décembre).

— Lepine. — Lavage du sang (Presse méd., 233).

— Henriquez et Hallion. — Injection intra-vasculaire d'eau

salée dans l'intoxication dipthérique expérimentale (Presse
méd., 15 juillet).

1896. CHASSEVANT et GOT. — Action des injections intra-veineuses
dans l'empoisonnement par la strychnine (Presse médicale,
2 décembre).

— ROGER — Influence des injections intra-veineuses sur l'élimination des poisons (Presse médicale, 2 décembre).

— WINTER. — Du rôle des chlorures et des plasmas dans l'organisme (Presse médicale, 1er juillet).

— LOCHELONGUE. — Thèse de Paris (novembre).

— MOURETTE. — Thèse de Paris (octobre).

— AUZIAS. — Thèse de Montpellier (février).

1897. CARRIEU. — Nouveau Montpellier médical, nos 11, 13, 14.

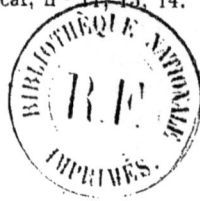